Ratgeber Meditation für Anfänger

Sicher haben die meisten Menschen beim Thema Meditation eine Stereotype im Kopf. Hierbei kann es sich um den kahlköpfigen Mönch, der Yoga-Frau oder auch um einen bärtigen indischen Guru handeln, welcher in einem orangefarbenen Gewand daherkommt und wie von einem anderen Planeten wirkt.

All diese Formen sind gar nicht so verkehrt, doch werden die einzelnen Arten der Meditation oftmals unter ein Dach gesteckt. In unserem Ratgeber zeigen wir dir, was die Meditation überhaupt ist, welche Formen sie mitbringt und wie du sie ideal für dich selbst anwenden kannst. Ebenfalls bieten wir dir etliche praktische Tipps, die dich auf deiner Reise begleiten werden.

Du bist bereit, das Meditieren zu lernen? Dann kann es jetzt losgehen!

Inhaltsverzeichnis

1 Was ist Meditation überhaupt?

Die Meditation fand sich über einen langen Zeitraum in der Esoterik-Ecke wieder, in der Räucherstäbchen und Klangschalen nicht fehlen durften. Dank Forschern wie Jan Kabat-Zinn wurde die Meditation mit der Zeit immer massentauglicher und erreichte schließlich auch den sogenannten „Mainstream".

Doch um was genau handelt es sich beim Meditieren eigentlich?

Die wohl beste Erklärung ist es, Meditation mit einem Fitnesstraining zu vergleichen. Während der Meditation wird zwar nicht der Körper trainiert, aber der Aufmerksamkeitsmuskel. Im Allgemeinen geht es während des Prozesses darum, achtsamer zu werden und den Fokus voll und ganz in die Gegenwart zu bringen. Welche Vorteile das für dich bringt, zeigen wir dir später.

2 Die Meditation und die Wissenschaft

Die Erforschung des Meditierens begann in den 1960er Jahren. Wissenschaftler fuhren vermehrt nach Indien, um das berühmte Phänomen etwas genauer unter die Lupe zu nehmen. Auch Jon Kabat-Zinn, welcher bereits kurz erwähnt wurde, untersuchte es und erstellte das Konzept der Achtsamkeitsbasierten Stressreduktion in den 1970er Jahren. Die MBSR (Mindfulness-Based Stress Reduction) steht dafür, den aufgekommenen Stress zu reduzieren. Aber dies verrät ja bereits der Name des Konzeptes. Dies geschieht durch:

- die Lenkung der eigenen Aufmerksamkeit
- durch die Entwicklung von Achtsamkeit

Das MBSR konnte positive Effekte erzielen, hat jedoch keinerlei Bezug mehr zu Religion sowie Spiritualität. Somit wurde die Meditation auch für die breite Masse interessant.

Auch die Hirnforschung wurde aufmerksam

Das wissenschaftliche Interesse an der Meditation explodierte nahezu dank der weitgehenden Verbreitung bildgebender Verfahren. Es lässt sich dank unterschiedlicher Verfahren bildlich feststellen, welche Hirnareale beim Menschen gerade arbeiten. Dementsprechend wir Neurologen quasi ein direkter Einblick in das Gehirn eines Menschen gewährt.

Hierbei wurde nachgewiesen, dass die Meditation das Gehirn eines Menschen sichtbar verändert. Das Veränderungspotenzial ist somit gigantisch. Sie kann zur Verbesserung der eigenen Befindlichkeit genutzt werden, aber besser noch, als Therapieform zur Bekämpfung von Krankheiten dienen.

3 Die Meditation bietet unglaublich viele Vorteile

Es wurde mehrfach wissenschaftlich belegt, dass die Mediation einen positiven Einfluss auf Körper, Geist sowie auf die Emotionen von Menschen nimmt. Wir nennen dir zu jedem dieser Punkte die uns bekannten Vorteile. Dementsprechend erhältst du einen knappen jedoch umfangreichen Überblick über die Vorteile der Meditation, fühlst dich allerdings nicht gleich von den Fakten erschlagen.

Positive Auswirkungen auf den Körper:

- Stärkung des Immunsystems
- Verringert Muskelverspannungen
- Senkt den Herzschlag und die Atemfrequenz
- Senkt den Blutdruck und somit das Risiko von Herz-Kreislauf-Erkrankungen
- Lindert Schmerzen (verringert die Schmerzempfindlichkeit und kann ebenfalls als Therapieform bei chronischen Schmerzen wirksam sein)
- Ebenfalls effektiv bei entzündlichen Erkrankungen (verringert Konzentration bestimmter Eiweißstoffe im Blut)
- Konzentration des Stresshormons Cortisol wird ebenfalls verringert

Positive Auswirkungen auf den Geist

- Konzentrationsfähigkeit wird enorm verbessert
- Du lernst, deine Gedanken besser zu fokussieren
- Du wirst deutlich aufmerksamer

- Ideale Therapieform bei ADHS (Aufmerksamkeits-Defizit-Hyperaktivitäts-Sysdrom)
- In bestimmten Gehirnarealen erhöht sich die Dichte der Nervenzellen, was sich positiv auf die eigene Gefühlslage sowie auf das Gedächtnis auswirkt
- Meditation steigert deine Kreativität enorm

Positive Auswirkungen auf die eigenen Emotionen

- Stressabbau
- Ängste werden gemindert (wird oft bei Angststörungen als Therapie angewandt)
- Kann Depressionen therapieren
- Unterstützunh bei Essstörungen
- Suchthilfe (Meditation bietet Hilfe zur Selbstregulation um das Suchtgefühl auszuhalten)
- Steigerung des Glücksempfindens
- Steigerung von Empathie
- Verbesserung von sozialen Bindungen
- Verringerung des Gefühls, sich einsam zu fühlen

Eine Vielzahl an Vorteilen

Wie bereits erwähnt, kommen eine Menge Vorteile auf dich zu, die sehr aussagekräftig sind. Des Weiteren sind sie nicht nur aussagekräftig, sondern vor allem auch vielseitig, sodass jeder Mensch der Meditation etwas abgewinnen und für sich die passenden Punkte herausfiltern kann. Hierbei ist es vollkommen egal, ob du einfach nur entspannen möchtest oder deine Geistesleistung steigern willst. Entscheide in Ruhe, was du dir von der Meditation versprichst und baue dementsprechend dein individuelles Programm auf. Doch vorher solltest du noch jenen Punkt beachten, für wen die Meditation ein gewisses Risiko bergen kann.

Meditation sollte nicht in allen Fällen leichtsinnig angewendet werden

Da du mit der Meditation tief in dich eindringst, kann es in einigen Fällen zu Komplikationen kommen. In diesen Fällen solltest du die Meditation nicht allein durchführen:

- bei Depressionen
- bei verarbeiteten Traumata
- bei Psychosen

In allen Fällen ist es notwendig, therapeutische Begleitung zu beanspruchen. Andernfalls können sich Krankheitsbilder wie Depressionen verschlimmern und negative Gefühle sowie Gedanken auslösen.

Hat die Meditation sonst noch einen Haken?

In den Anfangsjahren wurde der Meditation mit höchster Skepsis begegnet. Doch inzwischen streiten Wissenschaftler nicht mehr ab, dass das Meditieren ein sehr hohes Potenzial birgt. Die Erforschung steht zwar noch in ihren Anfängen, doch bereits jetzt ist klar, dass die Mediation eine sehr hohe positive Wirksamkeit mit sich bringt, von denen Meditierende immer wieder profitieren.

Aber warte, es gibt doch einen Haken. Und zwar jene, mit welcher Meditationsform du beginnen solltest. Im nächsten Abschnitt bieten wir dir einen ausführlichen Überblick über die einzelnen Meditationsarten, sodass du im Endeffekt entscheiden kannst, welche am ehesten deinen Ansprüchen gerecht wird.

4 Die passende Meditationsform ist das A und O – doch welche Formen gibt es überhaupt?

Um die richtige Art der Meditation zu wählen, musst du zuerst für dich selbst klären, was dir die Meditation überhaupt bringen soll. Wozu möchtest du also meditieren lernen?

Möchtest du deine Konzentration verbessern? Oder möchtest du deinen Stresspegel senken?

In diesen Hinsichten kannst du zu fast jeder Art der Meditation greifen.

Möchtest du eine tiefere Erkenntnis erlangen? Bist du willig, deine Achtsamkeit auszubauen? Möchtest du gar der „spirituellen Erleuchtung" einen Schritt näher kommen?

Wenn eines dieser Punkte der Fall sein sollte, dann ist es für dich von Vorteil, eher zu religiös-spirituellen Formen der Meditation zu greifen. Hier zu gehören beispielsweise die Zen Meditation, die transzendentale Meditation sowie die Metta-Meditation. Worum es sich jeweils handelt, verraten wir dir in den folgenden Zeilen unseres Ratgebers. Des Weiteren stellen wir dir weitere Meditations-Typen vor, die eventuell für dich relevant sein können.

4.1 Die Stillemeditation

Viele kennen diese Form der Meditation aus diversen Glaubensrichtungen. Das setzt aber nicht voraus, einer Religion angehören zu müssen, um sich diese Art des Meditierens eigen zu machen. Sie sorgt dafür, die aufkommenden Gedanken zu beruhigen und ganz im aktuellen Moment zu sein. Die Haltung für die Stillemeditation ist nicht vorgeschrieben. Du kannst sie also im Sitzen, im Liegen oder in einer anderen dir bequemen Haltung absolvieren. Wichtig ist, dass eine komplett körperliche Stille einkehrt. Einflüsse von außen, Gespräche oder auch Bewegungen wirken störend für die Durchführung der Stillemeditation.

Für wen eignet sich die Stillemeditation?

Besonders Anfänger profitieren von dieser Art des Meditierens. Sie stellt eine grundlegende Form der Meditation dar.

Übung: Probiere die Stillemeditation doch ganz einfach selbst aus. Suche dir einen ruhigen Ort aus, an dem du dich wohlfühlst. Finde die für dich passende Haltung, die auch mehrere Minuten lang bequem für dich erscheint. Nun stell dir einen Wecker oder Timer, welcher nach beispielsweise 5 Minuten ertönt. Versuche, dich während des Zeitraums nicht zu bewegen. Juckende Stellen solltest du gekonnt ignorieren, auch ein Positionswechsel sollte vermieden werden. Wichtig ist es, einfach im Moment zu sein und deine Gedanken vollkommen zur Ruhe zu bringen.

4.2 Die Konzentrationsmeditation

Die Meditation der Konzentration ist ebenfalls für Anfänger geeignet. Hier richtest du den Fokus deiner Gedanken auf etwas ganz Bestimmtes, beispielsweise auf deinen Atem, auf ein Mantra, ein inneres Bild, einen bestimmten Körperteil oder vielleicht auch ein ein spezielles Objekt, beispielsweise an einen Punkt an der Wand oder eine brennende Kerze.

Mit dieser Übung ist es dir möglich, deine Gedanken wie bei der Stillemeditation zur Ruhe zu bringen. Des Weiteren gelingt es dir besser, mit Abschweifungen zurecht zu kommen und wieder zurück in den Moment zu gelangen. Ziel dieser Meditation soll es sein, deinen Kopf frei zu bekommen und voll und ganz in der Gegenwart zu sein.

Für wen eignet sich die Konzentrationsmeditation?

Da es sich ebenfalls um eine grundlegende Form des Meditierens eignet, ist sie ebenfalls für den Einstieg ideal. Oftmals hilft es auch, seinen Fokus auf etwas legen zu können, worauf man sich gedanklich konzentriert.

Übung: Auch die Konzentrationsmeditations kannst du natürlich ganz leicht einmal ausprobieren. Suche dir einen stillen Ort, mach es dir bequem und stelle dir wieder einen Timer. Versuche dieses Mal, deine Gedanken gezielt auf deinen eigenen Atem zu lenken. Du kannst alternativ auch ununterbrochen auf ein Objekt deiner Wahl schauen. Wichtig ist, dass du nicht abschweifst. Sollte dies doch passieren, tadel dich nicht dafür, sondern komme zu deinem Konzentrationspunkt zurück.

Es bedarf an Übung, seine Gedanken dauerhaft gezielt zu lenken. Abschweifungen gehören zum Alltag. Wichtig ist, mit diesen Ablenkungen umgehen zu können und immer wieder zu seinem Konzentrationspunkt zurückzugelangen. Mit etwas Übung wird auch dir gelingen, deine Konzentration zu steigern.

4.3 Die Achtsamkeitsmeditation

Entscheidest du dich für die Achtsamkeitsmeditation, so lenkst du deine Gedanken nicht mehr. Du wirst lediglich zum Beobachter und benennst aufkommende Gedanken und Gefühle.

Ziel bei dieser Meditation ist es, seine Gedanken und Gefühle nur noch zu beobachten. Du schaust sozusagen von außen auf deinen Gemütszustand sowie auf deine Gedankengänge. Mit Hilfe dieser Meditationsart lernst du Schritt für Schritt, dich nicht immer automatisch mit deinen Gedanken sowie Gefühlen zu identifizieren.

Für wen eignet sich die Achtsamkeitsmeditation?

Aus dem MBSR-Programm ist diese Meditation besonders bekannt. Ihr Ursprung liegt in der Vipassana-Meditation, auf die wir gleich ebenfalls etwas genauer eingehen werden. Ihr Unterschied liegt darin, weder spirituell noch religiös zu sein.

Die Achtsamkeitsmeditation bildet den Schwerpunkt in der Forschung. Daher liegen viele Studien zu dieser Form vor, welche ihr eine hohe gesundheitsfördernde Wirkung nachsagen und belegen. Möchtest du mit dem Meditieren deine Gesundheit stärken und unterstützen, dann bietet sich diese Form ideal an.

Übung: In puncto Achtsamkeit kann vor allem vor dem Aufstehen folgende Übung von Vorteil sein. Du atmest fünf Mal tief ein sowie aus. Sei dankbar für alles, was du sein und haben darfst. Dass du Teil dieser Welt bist. Besinne dich im Anschluss auf deine Absichten für den bevorstehenden Tag. Vergib dir deine Fehler vom gestrigen Tag und lächle dir zu. So stehst du mit einem deutlich besseren Gefühl auf und lernst die Welt positiver und gelassener zu nehmen, womit du mit dir selbst schnell im Einklang sein wirst.

4.4 Die Vipassana-Meditation

Bei der Vipassana-Meditation handelt es sich um eine uralte Meditationstechnik, welche ihren Ursprung in Indien hatte. Sie kommt aus dem Buddhismus. Vipassana heißt hierbei soviel wie, die Dinge zu sehen, wie sie im Endeffekt wirklich sind.

Letztendlich ist die Vipassana-Meditation wie die Achtsamkeitsmeditation. Sie hat zum Ziel, Einsicht in den Geist und dessen Funktionsweise zu erlangen und auf diesem Weg das Leiden zu überwinden.

Für wen eignet sich die Vipassana-Meditation?

Auch die Vipassana-Meditation bildet die Grundlage im MBSR. Sie verhilft die dabei, zu verstehen, wie Gefühle sowie Verstand funktionieren und dadurch Einfluss auf dich nehmen. Das Ziel der Meditationsform ist es also, die Sicht auf die einzelnen Dinge grundlegend zu ändern.

Die Vipassana-Meditation hegt zwar religiöse Wurzeln, ist jedoch mit keinerlei religiösen Ritualen verknüpft. Aus diesem Grund kann jeder zu dieser Form der Meditation greifen.

4.5 Die transzendentale Meditation

Bei der transzendentalen Meditation handelt es sich um eine markenrechtlich geschützte Form der Meditation. Die TM wird kostenpflichtig gelehrt. Begründet wurde sie von dem indischen Guru Maharishi Mahesh Yogi. Bekannt wurde der Guru vor allem Dank der Beatles, welche ihn in den 1960ern in Indien besuchten. Auch heute finden sich diverse Prominente unter den Anhängern der transzendentalen Meditation wieder.

Bei der TM handelt es sich um eine abgewandelte Form des traditionellen Yogas. Sie umfasst eine Reihe an bestimmter meditativer Übungen. Gedanklich wiederholst du während des Meditierens ein bestimmtes Mantra (ein Wort aus dem Sanskrit). Dieses Wort wählst du nicht selbst, sondern wird dir nach Alter sowie Geschlecht vorgeschrieben.

Für wen eignet sich die transzendentale Meditation?

Viele Studien belegen die Wirksamkeit der transzendentalen Meditation. Vor allem unscheinbare Prominente wie Paul McCartney sowie Marius Müller-Westernhagen werben für sie. Jedoch ist die TM sehr kostenintensiv und wirkt für Außenstehende vielleicht sogar etwas „sektenartig".

Für Einsteiger empfiehlt es sich, erst einmal auf anderen Wegen Erfahrungen mit der Meditation zu machen. Sollte die TM im weiteren Verlauf interessant klingen, so kann zu einem späteren Zeitpunkt darauf zurückgegriffen werden.

4.6 Die Zen-Meditation

Zen kommt aus dem chinesisch-japanischen Raum und hat seine Wurzeln im Buddhismus. Die Zen-Praxis besteht unter anderem aus der Sitzmeditation, welche „Zazen" genannt wird. Des Weiteren besteht sie aus der Alltagskonzentration. Das heißt soviel, dass du dich beim Zen voll und ganz auf die Aktivitäten konzentrierst, welche du in dem Moment der Meditation gerade ausübst. Wichtig ist es, nicht den Gedanken nachzugehen, sondern stets bei der Aktivität zu bleiben.

Das Ziel der Zen-Meditation liegt darin, die aufkommende „Gedankenflut" einzudämmen sowie den eigenen Geist zu beruhigen.

Für wen eignet sich die Zen-Meditation?

Die Sitzmeditation, das „Zazen", legt viel Wert auf Haltung sowie Form. Es handelt sich um eine sachliche Form der Meditation. Ebenfalls gehören zur Zen-Meditation einige buddhistische Rituale, wie beispielsweise Gesänge. Interessierst du dich für den Buddhismus und möchtest zusätzliche Erfahrungen während der Meditation sammeln, so bietet sich die Zen-Meditation für deine Zwecke an.

4.7 Die Metta-Meditation

Übersetzt bedeutet Metta soviel wie „liebende Güte" oder auch „Freundschaft". Sie wurde vom historischen Buddha gelehrt. Es handelt sich demnach um eine der ältesten Meditation mit buddhistischen Wurzeln.

Ziel der Metta-Meditation ist es, gegenüber allen anderen Lebewesen sowie Menschen eine wohlwollende Haltung zu erlangen. Dementsprechend vermittelt diese Form der Meditation eine der grundlegenden inneren Haltungen des Buddhismus.

In der Metta-Meditation vermittelst du gedanklich Sätze der liebenden Güte an dich selbst sowie an andere Menschen. Diese Sätze klingen ungefähr so:

- 1 Möge ich sicher sein.
- 2 Möge ich glücklich sein.
- 3 Möge ich gesund sein.
- 4 Möge ich leicht durch das Leben gehen.

In erster Instanz verschickst du diese Sätze an dich selbst, im Anschluss an eine liebende Person, danach an eine recht neutrale Person. Zum Schluss verschickst du die gedanklichen Sätze noch an jene Personen, mit denen zu Schwierigkeiten hast.

Für wen eignet sich die Metta-Meditation?

Für die persönliche Einstellung ist die Metta-Meditation etwas ganz tolles. Sie eignet sich jedoch nicht unbedingt für den gezielten Einstieg in die Meditation. Nutze sie lieber erst dann, wenn du erste Schritte in diesem Bereich gemacht hast.

Die Beschreibung klingt für dich ein wenig merkwürdig? Auch in diesem Fall legen wir dir diese Meditation für deinen weiteren Lebenslauf an das Herz. Sie hilft dir dabei, innere Konflikte zu lösen. Die Metta-Meditation bietet dir das Potential, das Leben in etwas rundum Positives umzukrempeln.

Möchtest du lieber nicht so tief in dir graben und bist auch nicht unbedingt ein Freund von spirituellen Dingen, dann teste lieber doch eine andere Meditationsform für dich aus.

4.8 Die Mantra-Meditation

Bei der Mantra-Meditation wird dir ein bestimmtes Wort beziehungsweise eine Wortsilbe vorgegeben, welche du stets wiederholst, um deinen gedanklichen Fokus beizubehalten. Du denkst an diese bestimmten Mantras, singst sie oder summst sie.

Mantras werden in buddhistischen sowie hinduistischen Meditationen verwendet. Sie werden quasi mit höheren spirituellen Kräften verbunden. Es funktioniert ähnlich wie bei einem Gebet. Das wohl bekannteste Mantra ist „Om". Ein Mantra dieser Art wird bei einer Mantra-Meditation 108 Mal wiederholt.

Für wen eignet sich die Mantra-Meditation?

Einzelne Mantras zu sprechen ähnelt stark einem Gebet. Zudem hegt es einen hoch spirituellen Sinn. Solltest du für Spiritualität offen sein, dann bietet sich die Mantra-Meditation gut für deine Zwecke an.

4.9 Qi-Gong

Qi-Gong gilt zur Kultivierung von Körper und Geist. Es handelt sich um eine chinesische Konzentrations-, Meditations- sowie Bewegungsform.

Ziel der einzelnen Übungen ist es, eine Harmonisierung des Energieflusses in dem eigenen Körper zu bewirken.

Für wen eignet sich Qi-Gong?

Qi-Gong gehört zu den Meditationsformen, bei denen zu dich bewegst. Wenn dir das Sitzen oder auch Stillliegen schwer fallen sollte, bietet sich das Qi-Gong ideal für deine Zwecke an.

Für gewöhnlich wird die Meditationsform in Kursen vermittelt. Beispielsweise bieten Volkshochschule Kurse dieser Art an. Wenn du Lust darauf hast, Bewegungen in einer Gruppe durchzuführen, dann kann Qi-Gong genau das Richtige für dich sein.

4.10 Die Gehmeditation

Bei der Gehmeditation richtest du deine Aufmerksamkeit voll und ganz auf deinen Atem sowie deine Bewegungen. Ziel dabei ist es, den Kopf frei zu bekommen.

Für wen eignet sich die Gehmeditation?

Auch hier handelt es sich um eine Meditationsform für diejenigen, die sich gern Bewegungen aussetzen. Sie lässt sich sehr gut in deinen Alltag integrieren, vor allem dann, wenn du eh täglich einen Fußweg zurücklegen musst. So lässt sich beispielsweise der morgendliche Gang zum Bäcker zu einer entspannten Meditation umstrukturieren.

Übung: Gehe allein oder in einer Gruppe durch einen Raum oder über eine Wiese. Auf einer Wiese eignet es sich, wenn du deine Schuhe ausziehst. Auch in einem Raum ist dies von Vorteil. Nun bewege dich langsam und tastend vorwärts und konzentriere dich ausschließlich auf die Bewegung. Mache dies 1 bis 2 Minuten lang und spüre den Boden beziehungsweise die Wiese unter dir.

4.11 Meditationen, welche im Yoga vertreten sind

Bei Yoga handelt es sich um eine indische philosophische Lehre, dessen Ziel es ist, den Körper sowie Geist zu einen. Auch im Yoga sind eine Vielzahl an Meditationen vertreten.

- 1 Chakra Meditation: du fokussierst dich auf bestimmte Chakren (Energiezentren) in deinem Körper

- 2 Kundalini-Meditation: mit ihr kannst du deine Kundalini-Energie erneut zum Leben erwecken

- 3 Tantra-Meditationen: in unseren Kreisen ist Tantra sehr aus dem ritualisierten Sex bekannt. Dies ist jedoch nur ein kleiner Teil des Tantra. Es werden viele unterschiedliche Formen der Meditation angeboten

Für die Erlernung dieser Meditationen wird jedoch ein erfahrener Yogalehrer vorausgesetzt. Allerdings wollten wir auch diese Formen nicht unbenannt lassen.

5 Meditation lernen: Mit diesen Tipps gelingt dir der Einstieg leichter

Oftmals setzt man sich ein Ziel oder möchte etwas Neues ausprobieren, doch der Anfang fällt schwer. Der Anfang muss gemacht werden, doch die Umsetzung ist alles andere als einfach. Wo fängt man an und vor allem wie? In den nächsten Schritten unseres Meditation-Ratgebers zeigen wir dir, mit welchen einfachen Tipps sich dir der Beginn deutlich einfacher gestalten wird.

5.1 Die Form der Meditation einfach gestalten

In den letzten Abschnitten haben wir dir bereits diverse Meditationsformen vorgestellt. Bestimmt befanden sich darunter auch einige Programme, die dich angesprochen haben. Um den perfekten Einstieg zu starten, solltest du dich weder von Form noch von Vorgaben der Meditationen beeinflussen lassen. Wähle letztendlich genau die Art aus, die dich im Moment am meisten anspricht und beginne mit der Meditation. Sitzhaltung und diverse andere Vorgaben können erst einmal außer Acht gelassen werden. Sobald du die ersten Schritte gemacht hast, wirst du die Vorteile der Meditation spüren und sie so richtig erleben und genießen lernen.

Tipp: Meditation ist trotz unterschiedlicher Formen etwas individuelles. Lass dich also nicht von Vorgaben einschüchtern. Mach einfach dein Ding!

5.2 Lass Ruhe in dein Umfeld einkehren

Für einen guten Start in die Welt der Meditation brauchst du eigentlich nichts weiter als einen Timer und vor allem ein ruhiges Umfeld. Auch ein Kissen kann hilfreich sein, solltest du dich für sitzende Meditationshaltungen entscheiden.

Das wichtigste Element bei der Meditation, welches für den Anfang auch vollkommen ausreicht, ist das ruhige Umfeld. Jegliche Ablenkung kann deine Konzentration und demnach auch die Meditation stören. Gerade am Anfang bist du sehr anfällig für jegliche Art der Ablenkung, sodass du dein Umfeld so ruhig wie möglich gestalten solltest.

Tipp: Notfalls kannst du auch Kopfhörer nutzen, um dich etwas von deiner Umwelt abzukapseln. Probiere es aus und finde für dich die bestmögliche Option.

5.3 Nimm dir die Zeit, die zur Verfügung steht

Die Angaben bezüglich der Meditationszeit variieren stark. Das liegt auch an den unterschiedlichen Meditationsarten. So findest du bei dem MBSR-Programm eine tägliche Meditationszeit von 45 Minuten, bei einer tranzendentalen Meditation liegt die zeitliche Richtlinie bei zwei mal 20 Minuten.

Für dich ist es allerdings wichtig, erst einmal klein zu starten. Du könntest beispielsweise bei zwei Minuten starten und dich wöchentlich steigern. So meditierst du in der zweiten Woche jeweils fünf Minuten, in der Woche danach zehn Minuten.

Tipp: Das Wichtigste bei einer Meditation ist es, sich nicht gehetzt zu fühlen. Wenn dir quasi die Zeit im Nacken sitzt, dann wirst du es vermutlich nicht schaffen, vollkommen abzuschalten. Du kannst auch meditieren, ohne dir dabei eine Zeitvorgabe zu setzen. Fühl dich in diesem Punkt vollkommen frei.

5.4 Die beste Uhrzeit für Meditationen

Um viel positiver und geistlich fitter in den Tag starten zu können, empfiehlt es sich, die Meditation gleich am Morgen durchzuführen. Solltest du am Morgen jedoch viel zu müde sein, keine Zeit haben oder gar zu unruhig sein, so ist dies vermutlich nicht der passende Moment für dich.

Auch die Meditation nach einem stressigen Arbeitstag kann sehr erholsam wirken. Sollte dein Kopf völlig ausgelaugt sein, so kann eine entspannte Meditation oftmals für Abhilfe sorgen.

Tipp: Einen wirklich perfekten Moment zum Meditieren gibt es einfach nicht. Du musst letztendlich für dich selbst ausprobieren, wann dir die Meditation am besten gelingt und wann sie dir den größten Mehrwert schenkt.

5.5 Wie wäre es mit einem Anfangsritual?

Oftmals ist ein sogenanntes Anfangsritual sehr vorteilhaft, um in die Meditation eintauchen zu können. Der Klassiker ist eine Glocke, die zum Anfang und am Ende jeder Meditation erklingt. Diese kannst du über eine Meditationsapp erzeugen und selbst davon profitieren.

Tipp: Du musst die Glocke nicht nutzen. Es gibt viele Rituale, die einem zu einer gezielten Meditation verhelfen können. Beispielsweise könntest du von 10 abwärts zählen und Zahl für Zahl tiefer eintauchen. Teste das richtige Ritual für dich aus.

5.6 Welche Wirkung kannst du von der Meditation erwarten?

Viele verstehen es falsch, wenn sie an eine Meditation denken. Sie erwarten rauschartige Zustände, Momente voller Enthusiasmus. Doch die Meditation ist keinesfalls eine Droge. Demnach solltest du nicht den Fehler machen und mit falschen Erwartungen an die Sache herangehen.

Das Meditieren kannst du eher mit dem Putzen deiner Zähne vergleichen. Doch hierbei handelt es sich mehr um das Zähneputzen des Gehirns. Am Anfang erscheint die gesamte Prozedur noch etwas spärlich, doch nach längerer Zeit merkst du, wenn du einmal nicht meditiert hast.

Das regelmäßige Meditieren nimmt einen positiven Einfluss auf dich. So positiv, dass du es am Ende überhaupt nicht mehr aufgeben möchtest - genauso wie das Zähneputzen.

5.7 Dinge, die du vermeiden solltest

Wie so ziemlich überall gibt es auch hier Dinge, die du zwingend vermeiden solltest. Dazu zählt der Leistungsdruck. An sich gibt es in der Meditation kein Richtig und auch kein Falsch. Ziel ist es einzig und allein, deinen Fokus auf die Gegenwart zu lenken.

Tipp: Leistungsdruck hemmt die Meditationsqualität. Solltest du selbst ungeduldig werden und nach drei Wochen noch nicht den gewünschten Erfolg verspüren, so kann dir das gerade beim Meditieren im Weg stehen. Wichtig ist, dass du offen von Wertungen bist. Auch Selbstbeurteilungen solltest du beiseite lassen, um die Meditation vollkommen genießen zu können.

An sich darfst du dir die Meditation nicht wie eine Leiter vorstellen. Sie birgt keine unterschiedlichen Stufen, welche du Schritt für Schritt erklimmen musst, um letztendlich zur großen Erleuchtung zu kommen. Es geht nicht um irgendein Endziel, sondern darum, mit dir im Einklang zu sein. Du bist voll und ganz im Moment und genießt diesen.

Solltest du nach einer Meditation mal gefrustet sein, weil es wieder nicht so gut geklappt hat, dann frag dich mal, warum du frustriert bist. Denn an sich gibt es überhaupt keinen Grund dafür. Auch das Malen muss erst einmal gelernt werden. Auch so ist es mit der Meditation. Umso häufiger du „trainierst", umso leichter wird es dir fallen, deinen Fokus ohne Ablenkungen auf den Moment zu richten.

Achtung: Auch nach mehreren Jahren kann es dir schließlich passieren, dass du mal einen schlechten Lauf hast und die Meditation fehlschlägt. Mach dich frei von Wertungen und genieße einfach die nächste Meditation umso mehr.

6 Kaum Zeit? Hier ein wertvoller Tipp

Du hast kaum Zeit, würdest aber dennoch gern etwas meditieren? Dann lass dich von deinem Terminplaner nicht entmutigen. Mit der „One Moment Meditation" musst du lediglich eine einzige Minute „opfern".

Vermutlich denkst du jetzt, dass eine einzige Minute überhaupt nichts bringt? Du denkst, die Zeit wäre nicht einmal ausreichend, um erst einmal abzuschalten? Da täuschst du dich. Die „One Moment Meditation" hat viele tolle Erfahrungen hervorgebracht und wäre für deine Zwecke vermutlich genau das Richtige.

Vorteilhaft ist es, dass sich diese Meditation vor allem auch für Anfänger ideal eignet. Ebenfalls positiv lässt sich die passende App dazu bewerten, mit der die Umsetzung noch einfacher und attraktiver gestaltet wird. Probier es doch einmal mal aus.

Solltest du täglich doch ein paar mehr Minuten sponsern können, so empfiehlt es sich, täglich 5 bis 10 Minuten zu meditieren. Vor allem für Anfänger ist dieses Zeitlimit auch vollkommen ausreichend. An freien Tagen kannst du dies bis auch 30 Minuten steigern, insofern du Gefallen daran gefunden hast und die Zeit investieren möchtest. Ansonsten sind 5 bis 10 Minuten bereits vollkommen ausreichend, um dir Entspannung, innere Ruhe sowie ein inneres Gleichgewicht und geistige Kraft zu schenken.

7 Tipps zu einem gezielten Meditationsablauf

Gerade für Anfänger kann folgender Ablauf sinnvoll sein. Suche dir dafür erst einmal einen geeigneten Ort, an dem du Ruhe hast. Ideal ist eine Location, die du während jeder Meditation nutzen kannst. Eine Meditationsdecke oder ein Meditationskissen können deine optimale Sitzhaltung korrigieren und angenehmer erscheinen lassen. Auch Aromalampen, Räucherstäbchen und Co. können deine Sitzung unterstützen. Auch Pflanzen und Bäume können dich zur Ruhe kommen lassen und dir ein angenehmes Umfeld bieten.

Achtung: Diese Punkte können dich unterstützen, sollten aber nicht zu viel an Bedeutung erhalten. Es gibt Menschen, die konnten schon an ganz anderen Orten tiefe meditative Erfahrungen sammeln, beispielsweise in der S-Bahn.

7.1 Die korrekte Sitzhaltung

Nutze eine bequeme Stellung. Achte hierbei lediglich darauf, dass dein Rücken gerade ist. Gekreuzte Beine können vor allem beim Meditieren von Vorteil sein. So kann die Energie in einem Dreieck fließen. Es gibt jedoch auch diverse andere Sitzhaltungen, die du für dich erproben kannst.

Wichtig ist es, sich nicht mit dem Rücken anzulehnen. Andernfalls könnte es passieren, dass du dir die Energie von der Wirbelsäule entziehst. Deine Hände kannst du auf die Knie legen oder falten. Die Handflächen können nach oben oder auch nach unten zeigen. Daumen und Zeigefinger können sich für einen noch besseren Energiefluss berühren.

7.2 Komm zur Ruhe!

Schließe deine Augen und konzentriere dich voll und ganz auf deinen Atem. Bitte deinen Geist, lediglich für 5 Minuten ruhig zu sein. Sollten wieder Gedanken aufkommen, so ignoriere sie und komme zurück zu deinem Atem. Beobachte und genieße, wie du Schritt für Schritt innerlich ruhiger wirst.

Um dich zu entspannen sowie zu beruhigen, empfiehlt es sich, eine tiefe Bauchatmung durchzuführen. So geht der Bauch beim Einatmen hinaus, beim Ausatmen zieht er sich wieder zusammen. Wenn du magst, kannst du deine Hände dabei auf den Bauch legen. Du spürst die Bewegungen deines Bauches. Des Weiteren sorgt die Positionierung deiner Hände für noch mehr Entspannung sowie ein wohliges Gefühl.

Auch Affirmationen, Mantras sowie Gebete können sich für deine Zwecke eignen. Hier einige Beispiele, die du für dich nutzen kannst:

- Mir wird es gut gehen.
- Meinen Mitmenschen wird es gut gehen.
- Ich bin vollkommen ruhig.
- Ich schicke Liebe an alle Lebewesen.
- Zeige mir bitte die Lösung für..
- Ich werde mutig sein.
- Ich kann jede Aufgabe lösen.
- Ich liebe mich.

- Ich liebe meine Mitmenschen.

- Du bist schön.

7.3 Die Meditation

Meditiere nun einige Minuten voll und ganz für dich. Wenn du merken solltest, dass unerwünschte Gedanken aufkommen, werte nicht darüber. Komme einfach zu dir und deiner Atmung zurück.

Doch du solltest deinen Geist auch nicht zwingen, ruhig zu sein. Gehe die Meditation vollkommen entspannt an. Zu hohe Ziele können dir die eigentliche Meditation verderben und genau das Gegenteil bezwecken. Anfänger beginnen mit ungefähr 2 Minuten täglicher Meditation und steigern sich dann Schritt für Schritt. Nur mit ein wenig Übung wird es dir nach einiger Zeit gelingen, so lange zu meditieren, wie du es möchtest und wie es sinnvoll für dich erscheint.

7.4 Am Ende einer Meditation

Am Ende einer Meditation kannst du deinen Atem vertiefen. Wiederhole ein paar Affirmationen für dich. Du kannst auch das Mantra „Om" für dich nutzen. Wiederhole es drei Mal laut. Dies bringt dir Kraft, Ruhe und Energie.

Was hält dich jetzt noch ab?

Fällt dir das Erlernen des Meditierens schwer? Das kann gut sein. Die ersten Schritte gestalten sich oftmals als sehr mühselig. Nicht immer gelingt es, den Fokus zu halten. Das wirkt entmutigend.

Auch Fortschritte, die in den letzten Sitzungen gemacht wurden, können zunichte gemacht werden, wenn du an einem Tag meditierst, an dem du den Kopf einfach nicht frei bekommst.

Wichtig ist es, sich keinesfalls entmutigen zu lassen. Probiere es immer und immer wieder und schaffe dir somit es angenehmeres Leben. Dein Geist wird deutlich fitter sein. Du wirst gesünder, ausgeglichener und konzentrierter sein. Und das mit lediglich 10 Minuten Meditation am Tag. Teste es für dich aus, du hast dabei nichts zu verlieren. Du kannst eigentlich nur gewinnen und für dich deine Erfahrungen sammeln.

Kontakt: Anthony Filipiak, Christinenstr. 14, 40880 Ratingen
Covergestaltung: Autor Richards Coverfoto: shutterstock.com

36149834R00016

Printed in Poland
by Amazon Fulfillment
Poland Sp. z o.o., Wrocław